BEI GRIN MACHT SICH IHR WISSEN BEZAHLT

- Wir veröffentlichen Ihre Hausarbeit,
  Bachelor- und Masterarbeit

- Ihr eigenes eBook und Buch -
  weltweit in allen wichtigen Shops

- Verdienen Sie an jedem Verkauf

Jetzt bei www.GRIN.com hochladen
und kostenlos publizieren

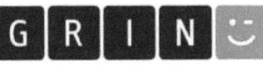

Bibliografische Information der Deutschen Nationalbibliothek:

Die Deutsche Bibliothek verzeichnet diese Publikation in der Deutschen National-bibliografie; detaillierte bibliografische Daten sind im Internet über http://dnb.d-nb.de/ abrufbar.

Impressum:

Copyright © 2015 GRIN Verlag, Open Publishing GmbH
Druck und Bindung: Books on Demand GmbH, Norderstedt Germany
ISBN: 978-3-668-07666-2

Dieses Buch bei GRIN:

http://www.grin.com/de/e-book/309356/welchen-nutzen-hat-suchtpraevention-am-arbeitsplatz

Sascha Eichert

Welchen Nutzen hat Suchtprävention am Arbeitsplatz?

GRIN Verlag

FOM Hochschule für Oekonomie und Management

Standort Köln

Berufsbegleitender Studiengang:

Bachelor of ArtsGesundheits- und Sozialmanagement

4.Semester

Seminararbeit im Modul Public Health:

Suchtprävention am Arbeitsplatz – Wie hoch ist der Nutzen?

Autor: Sascha Eichert

Abgabedatum: 07.07.2015

Inhalt

Abbildungsverzeichnis

1   Einleitung

Der wirtschaftliche Schaden durch alkoholbedingte Arbeitsunfähigkeit beläuft sich nach Angaben der Deutschen Hauptstelle für Suchtfragen auf 1,5 Milliarden Euro im Jahr.[1]

In allen Schichten unserer Gesellschaft werden sowohl im privaten Umfeld, als auch am Arbeitsplatz Suchtmittel konsumiert. Das Suchtmittel „Alkohol" ist als besonders problematisch
anzusehen, da dieses gesellschaftlich größtenteils anerkannt und zudem auch leicht verfügbar
ist.[2] Es wird davon ausgegangen, dass in der Bundesrepublik Deutschland etwa 1,3 Millionen
Arbeitnehmer alkoholabhängig sind.[3]

Dies zeigt auf, dass eine professionelle Beratung, Behandlung und Unterstützung bei dem
weg aus der Sucht eine große Bedeutung zukommt.[4]

Die Hilfe und Unterstützung erfolgt in der Praxis in verschiedenen Bereichen. Seit dem den
Themen des betrieblichen Gesundheitsmanagements und der unternehmerischen Sozialverantwortung eine höhere Bedeutung zukommt, sehen sich auch immer mehr Arbeitgeber in der
Pflicht suchterkrankte Mitarbeiter über die Vorgaben in den Unfallverhütungsvorschriften und
den Arbeitsschutzgesetzen hinaus zu unterstützen.

Die Präsenz der Arbeitgeber als Akteur in der Suchtkrankenhilfe und die damit verbundenen
Kosten für die Maßnahmen, welche von den Arbeitgebern getragen werden hat zum Thema
dieser Arbeit geführt. Sie soll Antworten auf die Frage geben, in welcher Form die Suchtprävention am Arbeitsplatz einen Nutzen für die Arbeitgeber stiftet.

Zur Beantwortung dieser Fragestellung wird im Folgenden dargestellt, welcher wirtschaftliche Schaden durch Alkohol am Arbeitsplatz verursacht wird. Anschließend werden die rechtlichen Rahmenbedingungen aus dem Arbeitsschutzgesetz und den Unfallverhütungsvorschriften vorgestellt. Darauf folgend wird erarbeitet, welche Möglichkeiten der Prävention von Alkoholabhängigkeit bestehen und wie hoch der Nutzen dieser Maßnahmen für Unternehmen
und Arbeitgeber ist.

---

[1] Vgl. Deutsche Hauptstelle für Suchtfragen e.V. [Hrsg.] (2013a): S.39 f
[2] Vgl. Deutsche Hauptstelle für Suchtfragen e.V. [Hrsg.] (2014): o.S.
[3] Vgl. Deutsche Hauptstelle für Suchtfragen e.V. [Hrsg.] (2013b): o.S.
[4] Vgl. Stadt Graz – Magistratsdirektion Krisenprävention und -intervention [Hrsg.] (o.J.): o.S.

2 Methodik

2.1 Literaturrecherche

Zu Beginn dieser Seminararbeit wurde eine umfassende Literaturrecherche durchgeführt, um einen ersten Eindruck der Thematik zu gewinnen und um sich im Anschluss mit der Thematik auseinanderzusetzen. Dadurch wurde ein Überblick der aktuellen Situation gewonnen und eine Basis für die Erarbeitung der Antwort auf die Fragestellung geschaffen. Während der Literaturrecherche wurde auf analoge Quellen Wert gelegt und Internetquellen als Ergänzung verwendet. Eine Übersicht aller verwendeten Quellen befindet sich im Literaturverzeichnis am Ende der Forschungsarbeit.

2.2 Experteninterview

Als weitere verwendete Methode zur Gewinnung eines umfassenden Bildes wurde das Führen von Experteninterviews verwendet. Diese beruhen auf der Auswahl der Befragten nach ihrem Bezug zur Problemstellung. Experten auf Seite der Arbeitgeber, behandelnde Therapeuten der „AHG-Gesundheitsdienste" in Koblenz, sowie Mitarbeiter der „Deutschen Hauptstelle für Suchtfragen e.V." wurden zum Thema in Form eines offenen Gesprächs befragt.

3 Wirtschaftliche Schäden durch Alkoholkonsum am Arbeitsplatz

Suchterkrankte Arbeitnehmer werden unter dem Einfluss von Alkohol langsamer und unkonzentrierter, was eine schlechtere Arbeitsqualität und Arbeitsquantität zur Folge hat. In Folge der geringeren Konzentration werden vermehrt Fehler Auftreten. Untersuchungen haben ergeben, dass sich die Arbeitsleistung eines Alkoholkranken Mitarbeiter im Vergleich zu einem gesunden Mitarbeiter um 25% reduziert. Alkoholkranke Arbeitnehmer fehlen nachweislich öfter entschuldigt oder auch unentschuldigt am Arbeitsplatz als gesunde Arbeitnehmer.[5]

„Alkoholkranke Arbeitnehmer

- Sind 2,5 mal häufiger krank
- Bleiben 16 mal häufiger dem Arbeitsplatz fern
- Fehlen 1,4 mal länger nach Unfällen

---

[5] Vgl. Berufsgenossenschaft Handel- und Warendistribution [Hrsg.] (2011): o.S.

Als ihre gesunden Kollegen."[6]

Der krankhafte Konsum von Alkohol ist aus betriebswirtschaftlicher Sicht ein hoher Kostenfaktor für ein Unternehmen. Diese Kosten werden in verschiedenen Bereichen sichtbar:

- krankheitsbedingte Fehlzeiten
- Wegeunfälle
- Maschinenschäden
- Folgekosten wegen Fehlentscheidungen[7]

Im Rahmen einer Studie ermittelte die Landeszentrale für Gesundheit in Bayern, dass 100 Arbeitnehmer, welche Suchtmittelkonsum betreiben oder gefährdet sind abhängig zu werden, in einem 5 Jahreszeitraum Kosten in Höhe von 1,5 Millionen Euro verursachen.[8]

Weitere Studien belegen, dass der Alkoholkonsum das Unfallrisiko am Arbeitsplatz erhöht. So sind 25 – 30 % der Unfälle am Arbeitsplatz auf Alkoholkonsum am Arbeitsplatz zurückzuführen.[9]

Bereits ein geringer Konsum von Alkohol kann die Leistungsfähigkeit in Hinsicht auf die Konzentration und die motorischen Fähigkeiten deutlich beeinflussen. Des Weiteren erhöhen sich die Faktoren der Risikobereitschaft und der Selbstüberschätzung.[10]

Im Folgenden werden die Auswirkungen bestimmter Blutalkoholkonzentrationen auf den menschlichen Körper, sowie auf das Verhalten aufgezeigt:[11]

0,2 Promille:

- Verlängerte Reaktionszeit
- Verschlechterung der Sehleistung
- Verminderung der Aufmerksamkeit
- Erhöhung der Risikobereitschaft

0,3 Promille:

---

[6] Vgl. Rubow B. (2004): S. 194
[7] Vgl.BKK Bundesverband [Hrsg.] (2011): S. 12
[8] Vgl. Berufsgenossenschaft Handel- und Warendistribution [Hrsg.] (2011): o.S.
[9] Vgl. Berufsgenossenschaft Handel- und Warendistribution [Hrsg.] (2011): o.S.
[10] Vgl. Berufsgenossenschaft Energie Textil Elektro Medienerzeugnisse [Hrsg.] (2009): S. 1
[11] Vgl. Heinze G. und Reuß M. (2009): S. 49 ff

- Konzentration lässt nach
- Entfernungen können nicht mehr richtig eingeschätzt werden

0,5 Promille:

- Verschlechterung der Sehleistung um 15 %
- Verschlechterung der Hörleistung
- Gesteigerte Reizbarkeit
- Geschwindigkeiten können nicht mehr richtig eingeschätzt werden

0,7 Promille:

- Störungen des Gleichgewichtes
- Ausweitung der Reaktionszeit
- Verringerung der Nachtsehfähigkeit

1,1 Promille:

- Zunehmende Verschlechterung des räumlichen Sehens
- Aufmerksamkeits-und Konzentrationsschwäche
- Störung des Reaktionsvermögens

2,4 Promille:

- Bewusstseinsstörungen
- Nahezu kompletter Ausfall des Reaktionsvermögens
- Starke Gleichgewichtsstörungen

3,0 Promille:

- Phase der Volltrunkenheit
- Gedächtnisverlust
- Alkoholvergiftung

Die Aufzählung der Promillewerte und ihrer Auswirkungen verdeutlicht die Verstärkung der Unfallgefahr bei Alkoholkonsum. Je höher die Blutalkoholkonzentration ist, desto höher ist auch das Unfallrisiko. Ab einem Wert von 0,5 Promille ist das Risiko einen Unfall zu verursachen bereits verdoppelt.[12]

Das folgende Diagramm verdeutlicht das steigende Unfallrisiko durch Alkoholkonsum:[13]

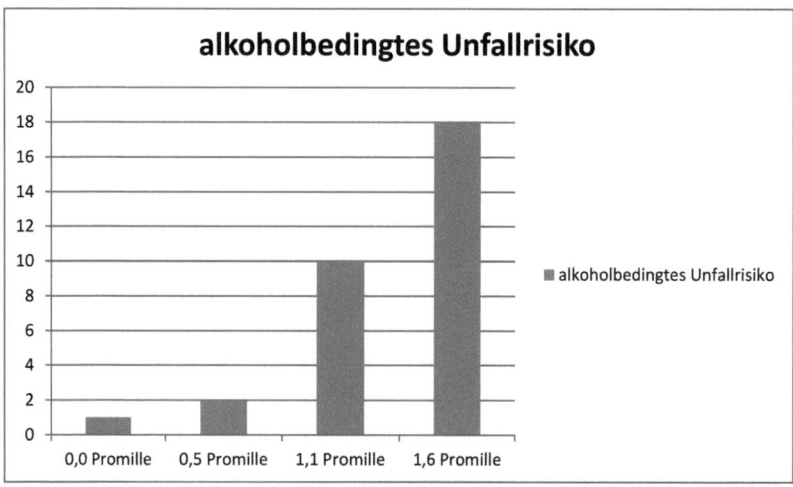

Abbildung 1: Alkoholbedingte Steigerung des Unfallrisikos

Quelle: Eigene Darstellung nach Angaben aus: Deutsche Stelle für Suchtfragen [Hrsg.] (2009): S. 3

Auch die Mehrbelastung Dritter in Unternehmen ist eine Auswirkung. Kollegen von alkoholabhängigen Mitarbeitern sind belastet durch:

- Erhöhte Gefahr bei einem alkoholbezogenen Arbeitsunfall verletzt zu werden
- Kompensation des Arbeitsausfalls des Konsumierenden durch Mehrarbeit
- Qualitätsverluste von Konsumierenden führen im Arbeitsablauf auch zu Fehlern Dritter

Eine erhöhte Belastung sowie ein erhöhtes Unfallrisiko Dritter führt ebenfalls zu einem Produktivitätsverlust dieser Personengruppe, welcher sich auf den Produktivitätsverlust der Alkoholkranken Mitarbeiter aufaddiert.[14]

---

[12] Vgl. Berufsgenossenschaft Handel- und Warendistribution [Hrsg.] (2011): S. 11
[13] Vgl. Deutsche Hauptstelle für Suchtfragen e.V. [Hrsg.] (2009): S. 3
[14] Vgl. Deutsche Hauptstelle für Suchtfragen e.V. [Hrsg.] (2014): o.S.

Die direkten Kosten welche durch den krankhaften Konsum von Alkohol am Arbeitsplatz für die Unternehmen entstehen sind im Verhältnis zu den gesamten sozialen Kosten in Deutschland eher gering.

Jedoch entsteht durch die Produktivitätsverluste ein erheblicher Schaden für die gesamte Volkswirtschaft:[15]

- Kosten in Deutschland insgesamt: 26,7 Mrd. Euro
- Davon 16,7 Mrd. Euro indirekte Kosten aufgrund von Produktivitätsverlusten
- 10 Mrd. Euro direkte Kosten
- In den direkten Kosten ist zudem 1 Mrd. Euro durch alkoholbedingte Arbeitsunfälle enthalten

4   Rechtliche Rahmenbedingungen

Arbeitgeber sind im Rahmen ihrer Fürsorgepflicht verantwortlich dafür, das Leben und die Gesundheit der Beschäftigtenim Unternehmen zu bewahren. Die gesetzlichen Regelungen und Pflichten finden sich im Arbeitsschutzgesetz (ArbSchG), sowie in den Unfallverhütungsvorschriften (UVV). Diese Regelungen sind für Arbeitgeber und Arbeitnehmer verbindlich.[16] Regelungen zum Konsum von Suchtmitteln (Alkohol im speziellen)am Arbeitsplatz finden sich in der UVV.[17]

4.1   § 15 Pflichten der Beschäftigten

(1) Die Beschäftigten sind verpflichtet, nach ihren Möglichkeiten sowie gemäß der Unterweisung und Weisung des Arbeitgebers für ihre Sicherheit und Gesundheit bei der Arbeit Sorge zu tragen. Entsprechend Satz 1 haben die Beschäftigten auch für die Sicherheit und Gesundheit der Personen zu sorgen, die von ihren Handlungen oder Unterlassungen bei der Arbeit betroffen sind.

---

[15] Vgl. Deutsche Hauptstelle für Suchtfragen e.V. [Hrsg.] (2014): o.S.
[16] Vgl. Brandl, G. und Ziegler, H.(2004): S. 33
[17] Vgl. Brandl, G. und Ziegler, H.(2004): S. 33

4.2 § 16 Besondere Unterstützungspflichten

(1) Die Beschäftigten haben dem Arbeitgeber oder dem zuständigen Vorgesetzten jede von ihnen festgestellte unmittelbare erhebliche Gefahr für die Sicherheit und Gesundheit sowie jeden an den Schutzsystemen festgestellten Defekt unverzüglich zu melden.

(2) Die Beschäftigten haben gemeinsam mit dem Betriebsarzt und der Fachkraft für Arbeitssicherheit den Arbeitgeber darin zu unterstützen, die Sicherheit und den Gesundheitsschutz der Beschäftigten bei der Arbeit zu gewährleisten und seine Pflichten entsprechend den behördlichen Auflagen zu erfüllen. Unbeschadet ihrer Pflicht nach Absatz 1 sollen die Beschäftigten von ihnen festgestellte Gefahren für Sicherheit und Gesundheit und Mängel an den Schutzsystemen auch der Fachkraft für Arbeitssicherheit, dem Betriebsarzt oder dem Sicherheitsbeauftragten nach § 22 des Siebten Buches Sozialgesetzbuch mitteilen.

4.3 § 7 „Befähigung für Tätigkeiten"

(1) Bei der Übertragung von Aufgaben auf Versicherte hat der Unternehmer je nach Art der Tätigkeiten zu berücksichtigen, ob die Versicherten befähigt sind, die für die Sicherheit und den Gesundheitsschutz bei der Aufgabenerfüllung zu beachtenden Bestimmungen und Maßnahmen einzuhalten.

(2) Der Unternehmer darf Versicherte, die erkennbar nicht in der Lage sind, eine Arbeit ohne Gefahr für sich oder andere auszuführen, mit dieser Arbeit nicht beschäftigen

4.4 § 15 „Allgemeine Unterstützungspflichten und Verhalten"

(1) Die Versicherten sind verpflichtet, nach ihren Möglichkeiten sowie gemäß der Unterweisung und Weisung des Unternehmers für ihre Sicherheit und Gesundheit bei der Arbeit sowie für Sicherheit und Gesundheitsschutz derjenigen zu sorgen, die von ihren Handlungen oder Unterlassungen betroffen sind. Die Versicherten haben die Maßnahmen zur Verhütung von Arbeitsunfällen, Berufskrankheiten und arbeitsbedingten Gesundheitsgefahren sowie für eine wirksame Erste Hilfe zu unterstützen. Versicherte haben die entsprechenden Anweisungen des Unternehmers zu befolgen. Die Versicherten dürfen erkennbar gegen Sicherheit und Gesundheit gerichtete Weisungen nicht befolgen.

(2) Versicherte dürfen sich durch den Konsum von Alkohol, Drogen oder anderen berauschenden Mitteln nicht in einen Zustand versetzen, durch den sie sich selbst oder andere gefährden können.

(3) Absatz 2 gilt auch für die Einnahme von Medikamenten.

5 Betriebliche Suchtprävention und Suchtkrankenhilfe - Gesundheitsmanagement

Angesichts der hohen entstehenden Kosten und der Tatsache, dass der Mensch einen Großteil seines Lebens am Arbeitsplatz verbringt können gesundheitsschädliche und gesundheitsförderliche Verhaltensweisen im Unternehmen beeinflusst werden.[18] Betriebliche Suchtprävention und Suchtkrankenhilfe kann einem riskanten Suchtmittelkonsum am Arbeitsplatz vorbeugen und bietet die Möglichkeit suchtgefährdeten oder erkrankten Arbeitnehmern Hilfen zukommen zu lassen.[19] Durch die Verknüpfung von Prävention und Gesundheitsförderung wird hierbei den Suchtgefahren im Unternehmen vorgebeugt.[20]

Die betriebliche Suchtprävention umfasst die Bereiche der:

- Primärprävention
- Sekundärprävention
- Tertiärprävention[21]

5.1 Primärprävention

Die Primärprävention setzt vor der Krankheitsentstehung an.[22] Der Bereich beinhaltet Maßnahmen, welche im Vorfeld zur Verhinderung der Ersterkrankung ergriffen werden.

5.2 Sekundärprävention

Sekundärprävention umfasst den Bereich der Früherkennung.[23] Durch Sekundärpräventive Maßnahmen soll ein eventuelles Ausbrechen einer Krankheit abgewehrt oder die ausgebrochene Krankheit durch Behandlung zum Stillstand gebracht werden.[24]

---

[18] Vgl. Fengler, J. [Hrsg.] (2002):S. 196
[19] Vgl. Wienemann, E. (2011): S. 10
[20] Vgl. Deutsche Hauptstelle für Suchtfragen e.V. [Hrsg.] (2012a): o.S.
[21] Vgl. Rehwald, R. u. a. (2008): S. 109
[22] Vgl. Bedner, K. (2001): S.117
[23] Vgl. Bedner, K. (2001): S.117
[24] Vgl. Bedner, K. (2001): S.117

5.3 Tertiärprävention

Die Tertiärprävention richtet sich an bereits erkrankte Personen. Sie verfolgt das Ziel der bestmöglichen Wiederherstellung der Gesundheit und der Verhinderung von Rückfällen.[25]

5.4 Bereiche der Suchtprävention

Die präventiven Mittel gliedern sich in die suchtmittelspezifische und suchtmittelbezogene, sowie die Verhältnis- und verhaltensorientierte Suchtprävention. Die verhaltensorientierte Suchtprävention richtet sich auf die Verhaltensänderung beim Betroffenen. Die Verhältnisorientierte Prävention dient der allgemeinen Vorbeugung. Dementsprechend werden bei dieser Form der Prävention Strukturen und Gegebenheiten anpasst oder überprüft.[26]

Bereiche suchtpräventiver Arbeit

Maßnahmen	verhältnisorientiert	verhaltensorientiert
suchtmittelspezifische / suchtbezogene Prävention	• Abbau Sucht fördernder Arbeitsbedingungen • Einschränkung der Verfügbarkeit von Suchtmitteln • Bereitstellung von alkoholfreien Getränken	• Information und Aufklärung über die Wirkung von Suchtmitteln, über risikoarmen und riskanten Konsum und Suchtgefährdung sowie Ziele und Möglichkeiten der Suchtprävention und -hilfe • Angebote zur individuellen Konsumreduzierung (Nichtraucherkurse, Drink-Less-Programme) • Regelungen zum Suchtmittelgebrauch (Drogen-Alkohol-, Rauchverbote, Punktnüchternheit) • Qualifizierung und Sensibilisierung der Vorgesetzten • Intervention bei Auffälligkeiten in Verbindung mit Suchtmittelgebrauch
übergreifende Prävention	• Schaffung gesund erhaltender und motivierender Arbeitsbedingungen • Verbesserung des Betriebsklimas • Gefährdungsbeurteilung, Gesundheitszirkel, partizipative Arbeitsgestaltung • Gesundheitsorientierte Führung • Arbeitsbewältigungscoaching • Betriebliches Eingliederungsmanagement • Lebens-Balance-Konzepte, Vereinbarkeit Familie-Beruf	Erweiterung der Gesundheitskompetenz • Stressbewältigung und Selbstmanagement • Konfliktmanagement • Fitness und Bewegung • Gesundheitscoaching, Gesundheitschecks • Intervention bei Auffälligkeiten am Arbeitsplatz

Abbildung 2: Bereiche Suchtpräventiver Arbeit

Quelle: Deutsche Hauptstelle für Suchtfragen [Hrsg.] (2011a): S.13

---

[25] Vgl. Bedner, K. (2001): S.118
[26] Vgl. Deutsche Hauptstelle für Suchtfragen e.V. [Hrsg.] (2012a): o.S.

5.4.1 Verhältnisorientierte Suchtprävention

Die verhältnisorientierte Suchtvermeidung basiert auf der Änderung oder Herbeiführung bestimmter Strukturen. Generell besteht sie aus der Schaffung eines gesundheitsfördernden Arbeitsklimas und der Beseitigung gesundheitsgefährdender Arbeitsbedingungen, welche im Bezug auf Alkohol konsumbegünstigend wirken können. Beispielhaft hierfür sind Tätigkeiten mit einer hohen Stressbelastung durch hohe Anforderungen in Verbindung mit einer geringen Handlungsfreiheit und mangelhafter Wertschätzung.[27]

5.4.2 Verhaltensorientierte Suchtprävention

Suchtmittelspezifische oder auch suchtbezogene Prävention hat das Ziel das Verhalten und die Einstellung der Zielgruppe zu ändern. Die Maßnahmen sind entweder auf alle Mitarbeiter oder auf bestimmte Zielgruppen ausgerichtet.[28]

Ziele von betrieblichen Maßnahmen:

- Aufklärung und Sensibilisierung
- Risiken aufzeigen
- Thematisierung und Publikation von möglichen Hilfsangeboten

Mögliche Maßnahmen können in Form von Seminaren oder Schulungen der Führungskräfte erfolgen. Hierbei ist der Vorteil, dass die Fähigkeiten und Kompetenzen der Multiplikatoren im Betrieb verbessert werden.[29]

Auch können sich die Maßnahmen an alle Mitarbeiter oder bestimmte andere Zielgruppen zur Förderung der Kompetenz im Umgang mit der eigenen Gesundheit richten. Hier steht das Ziel der Beeinflussung des sozialen Umfeldes, sowie der aktiven Mitwirkung an gesunden Lebens- und Arbeitsbedingungen im Fokus.[30]

---

[27] Vgl. Deutsche Hauptstelle für Suchtfragen e.V. [Hrsg.] (2012a): o.S.

[28] Vgl. Deutsche Hauptstelle für Suchtfragen e.V. [Hrsg.] (2012a): o.S.
[29] Vgl. Deutsche Hauptstelle für Suchtfragen e.V. [Hrsg.] (2012a): o.S.
[30] Vgl. Deutsche Hauptstelle für Suchtfragen e.V. [Hrsg.] (2012a): o.S.

6 Nutzen der Suchtprävention im Rahmen eines Gesundheitsmanagements

6.1 Reduzierung der Kosten für die Entgeltfortzahlung

Mit Hilfe eines Betrieblichen Gesundheitsmanagements können die Kosten für Entgeltfortzahlung, welche dem Unternehmen durch die Abwesenheit Suchterkrankter Mitarbeiter entstehen, reduziert werden. Hierzu ist es wichtig, dass die Maßnahmen kontinuierlich und auf eine lange Dauer durchgeführt werden. Außerdem ist die Unterstützung von der Geschäftsführung und den Führungskräften von hoher Bedeutung für den Erfolg.[31]

6.2 Reduzierung der Fehlerquote

Das Betriebliche Gesundheitsmanagement bietet durch gezielte Maßnahmen die Möglichkeit die Stressresistenz der Arbeitnehmer zu erhöhen und damit die Prozessqualität im Unternehmen zu steigern. Es identifiziert defizitäre Arbeitsbedingungen welche durch z.b. hohen Zeitdruck oder ungenaue Absprachen suchtfördernd wirken können und wirkt diesen durch seine Maßnahmen entgegen.[32]

6.3 Erhöhung der Kunden- und Mitarbeiterzufriedenheit

Durch die Maßnahmen des Gesundheitsmanagements wird im Zuge einer verbesserten Kommunikation, einer Erhöhung der Motivation und des Engagements der Arbeitnehmer sowie eines erhöhten Sicherheits- und Bindungsgefühls der Arbeitnehmer an das Unternehmen eine hohe Qualität des Outputs und der Dienstleistungen gewährleistet. Durch einwandfreie Abläufe erhöht sich die Servicequalität und die Termintreue, sowie die Beratungsqualität, was mit einer hohen Zufriedenheit auf der Kundenseite einhergeht und dauerhafte Geschäftsbeziehungen entstehen lässt.[33]

Daneben ergeben sich für Arbeitgeber und Arbeitnehmer weitere Nutzeneffekte, welche im Folgenden stichpunktartig aufgeführt werden:

Arbeitgeber:

---

[31] Vgl. AOK – Bundesverband [Hrsg.] (2007): S. 28
[32] Vgl. AOK – Bundesverband [Hrsg.] (2007): S. 37
[33] Vgl. AOK – Bundesverband [Hrsg.] (2007): S. 30

- Imageaufbesserung
- Sicherung der Leistungsfähigkeit der Arbeitnehmer
- Erhöhung der Produktivität und Qualität
- Stärkung der Konkurrenzfähigkeit
- Stärkung der Unternehmenskultur
- Bonding von Fachkräften

Arbeitnehmer:

- Verbesserung des Betriebsklimas
- Weniger Arztbesuche
- Minderung von Belastungen
- Steigerung der Lebensqualität
- Sicherheit durch klare Kommunikation[34]

7   Schlussbetrachtung

Die vorliegende Seminararbeit beantwortet die Frage nach dem Nutzen der Suchtprävention am Arbeitsplatz. Der Schaden, welcher aufgrund von Alkoholabhängigkeit jährlich in Deutschland für die Gesamtwirtschaft und letztendlich auch für die Unternehmen und Arbeitgeber entsteht wurde in Kapitel 3 dieser Arbeit dargestellt. Arbeitnehmer mit Suchtproblemen beeinflussen nicht nur das Betriebsklima, sondern bringen sich und ihr Umfeld in Gefahr. Dazu kommt, dass Arbeitsabläufe durch suchterkrankte Mitarbeiter gestört werden, was zu einer Verringerung der Produktivität führt. Dies führt zu dem Schluss, dass sowohl in produzierenden Unternehmen, als auch in Unternehmen der Dienstleistungsbranche mit Kundenkontakt erhebliche finanzielle und auch das Image betreffende Schäden entstehen können.

In Kapitel 4 wird auf die rechtlichen Hintergründe eingegangen. Eine ausdrückliche Pflicht für die Arbeitgeber zur Einführung einer Suchtprävention am Arbeitsplatz besteht laut Gesetz nicht. Es ist lediglich geregelt, wie mit auffälligen Personen am Arbeitsplatz umzugehen ist. An dieser Stelle wird zum einen deutlich, dass die Arbeitgeber, welche die Suchtprävention am Arbeitsplatz durchführen, dies auf freiwilliger Basis tun, zum anderen wird ein Handlungsbedarf deutlich. Der Handlungsbedarf besteht darin, verbindliche und einheitliche Rege-

---

[34] Vgl. AOK – Bundesverband [Hrsg.] (2007): S. 30

lungen zur Vorbeugung von Suchterkrankungen zu schaffen und nicht erst dann tätig zu werden, wenn das Problem bereits besteht.

Zur wirksamen Bekämpfung Vorbeugung von Suchterkrankungen gibt es eine Vielzahl von Maßnahmen wie in Kapitel 5 kurz dargestellt. An dieser Stelle ist zu beachten, dass die Maßnahmen zielgerichtet und vor allem auch Zielgruppengerecht sein sollten. Pauschale Konzeptionen sind wenig sinnvoll, das diese nicht Adressaten gerecht sind und damit unwirtschaftlich. Eine gute Beratung und Branchenkenntnisse, sowie Fachwissen sind bei der Entwicklung eines Präventionsprogramms von zentraler Bedeutung.

Der Nutzen von Suchtprävention wird in Kapitel 6 deutlich herausgestellt. Dieser besteht zum einen in Kosteneinsparungen für die Entgeltfortzahlung von abwesenden suchterkrankten Mitarbeitern, sowie in der Qualitäts- und Produktivitätssteigerung durch geringere Fehlerquoten. Diese Punkte sind die Hauptmotivatoren für Arbeitgeber eine Suchtprävention im Rahmen eines betrieblichen Gesundheitsmanagements einzuführen und dessen Kosten zu tragen. Die Kosten die in die Maßnahmen investiert werden sind im Jahr um ein vielfaches geringer, als die für z.B. die Entgeltfortzahlung. Als positiver Nebeneffekt schafft die Umsetzung von Suchtprävention und Gesundheitsmanagement ein positives Unternehmensimage in Hinsicht auf die unternehmerische Sozialverantwortung (Corporate Social Responsibility).

Literaturverzeichnis

AOK-Bundesverband [Hrsg.] (2007): Wirtschaftlicher Nutzen von Betrieblicher Gesundheitsförderung aus der Sicht von Unternehmen. Ergebnisse einer Managementbefragung. Bonn. **In:** http://www.aok-bgf.de/fileadmin/bgfonline/downloads/pdf/Das%20macht%20sich%20bezahlt_Bericht_2007.pdf (Download 16.05.2015)

Bedner,K. (2001): Gesundheitsschutz und Gesundheitsförderung in Betrieben. München. Rainer Hampp Verlag

Berufsgenossenschaft Energie Textil Elektro Medienerzeugnisse [Hrsg.] (2009): Suchtprobleme am Arbeitsplatz. Welche Auswirkungen hat Alkoholkonsum? Jeder kann anderen helfen. Wiesbaden. **In:** http://www.bgdp.de/pages/service/download/medien/233-14_DP.pdf (Download 16.05.2015)

Berufsgenossenschaft Handel und Warendistribution [Hrsg.] (2011): Suchtmittelim Betrieb – Intervention und Prävention. Bonn. **In:** http://www.bge.de/bge/pdf/b11.pdf (Download 16.05.2015)

BKK Bundesverband [Hrsg.] (2011): Zwei die nicht zusammen passen: Alkohol und Arbeitswelt. Information für Vorgesetzte und betriebliche Entscheidungsträger. Essen. **In:** http://www.bkk.de/fileadmin/user_upload/PDF/Infomaterial/BKK_Bro_Alk_und_Arbeitswelt _RZ_web.pdf (Download 16.05.2015)

Brandl, G. und Ziegler, H. (2004): Suchtprävention als Führungsaufgabe. Lösungsorientierte Strategien für den Betrieb. 3. Auflage. Wiesbaden. Universum Verlag

Deutsche Hauptstelle für Suchtfragen e.V. [Hrsg.] (2014): Alkohol am Arbeitsplatz – Die Auswirkungen von Alkoholkonsum. **In:** http://www.dhs.de/fileadmin/user_upload_pdf/Arbeitsfeld_Arbeitsplatz/2014_Factsheet_Alko hol_am_Arbeitsplatz.pdf (Download 17.05.2015)

Deutsche Hauptstelle für Suchtfragen e.V. [Hrsg.] (2011a): Qualitätsstandards in der betrieblichen Suchtprävention und Suchthilfe. 2. Aktualisierte und ergänzte Auflage. Hamm. **In:** http://www.dhs.de/fileadmin/user_upload/pdf/Arbeitsfeld_Arbeitsplatz/Qualitaetsstandards_D HS_2011.pdf (Download 17.05.2015)

Deutsche Hauptstelle für Suchtfragen e.V. [Hrsg.] (2011b): Substanzbezogene Störungen am Arbeitsplatz. Eine Praxishilfe für Personalverantwortliche. Hamm. **In:** http://www.dhs.de/fileadmin/user_upload/pdf/Brosch%C3%BCren_Archiv/SubStoerArbeitspl atz_web.pdf (Download 17.05.2015)

Deutsche Hauptstelle für Suchtfragen e.V. [Hrsg.] (2013b): 53. DHS Fachkonferenz Sucht „Sucht und Arbeit". Sucht und Arbeit – einige Zahlen. Düsseldorf, Essen und Hamm. **In:** http://www.dhs.de/fileadmin/user_upload/pdf/Presse/2013/2013-11-04_Sucht_und_Arbeit_- _Zahlen.pdf (Download 17.05.2015)

Deutsche Hauptstelle für Suchtfragen e.V. [Hrsg.] (2012a): Vorbeugung. Vorbeugung und Prävention. **In:** http://www.sucht-am-arbeitsplatz.de/themen/vorbeugung/vorbeugung-praevention.html (Download 22.05.2015)

Deutsche Hauptstelle für Suchtfragen e.V. [Hrsg.] (2012b): Vorbeugung. Gesundheitsförderung. **In:** http://sucht-am-arbeitsplatz.de/themen/vorbeugung/gesundheitsförderung.html (Download 22.05.2015)

Fengler, J. [Hrsg.] (2002): Handbuch der Suchtbehandlung. Beratung – Therapie – Prävention. 1. Auflage. München. Hüthig Jehle Rehm Verlag

juris (2013): ArbSchG – Gesetz über die Durchführung von Maßnahmen des Arbeitsschutzes zur Verbesserung der Sicherheit und des Gesundheitsschutzes der Beschäftigten bei der Arbeit – Aktuelle Gesamtausgabe. **In:** https://www.juris.de/purl/gesetze/ArbSchG (Download 03.06.2015)

Rehwald, R. u. a. (2008): Betriebliche Suchtprävention und Suchthilfe. 1. Auflage. Frankfurt am Main. Bund-Verlag

Rudow, B. (2004): Das Gesunde Unternehmen. Gesundheitsmanagement, Arbeitsschutz und Personalpflege in Organisationen. München. Oldenbourg Verlag

Stadt Graz – Magistratsdirektion Krisenprävention und –intervention [Hrsg.] (o.J.): BETRIEBLICHE SUCHTPRÄVENTION UND SUCHTHILFE. Graz. **In:** http://www.graz.at/cms/dokumente/10018637_311710/89923557/Brosch%C3%BCre%20Betriebliche%20Suchtpr%C3%A4vention.pdf (Download 18.05.2015)

Wienemann, E. (2011): Suchtprävention und Suchthilfe am Arbeitsplatz. Bern. **In:** Suchtmagazin. (2 / 2011) S. 10 - 15

BEI GRIN MACHT SICH IHR
WISSEN BEZAHLT

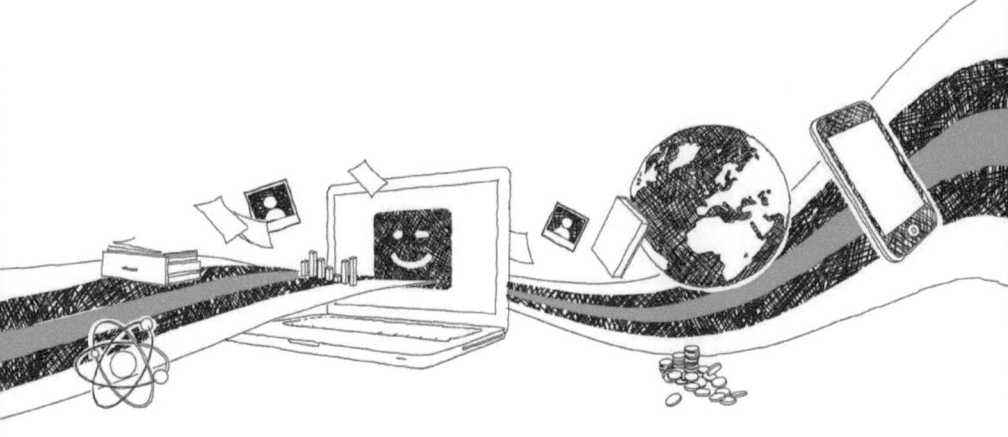

- Wir veröffentlichen Ihre Hausarbeit,
  Bachelor- und Masterarbeit

- Ihr eigenes eBook und Buch -
  weltweit in allen wichtigen Shops

- Verdienen Sie an jedem Verkauf

Jetzt bei www.GRIN.com hochladen
und kostenlos publizieren

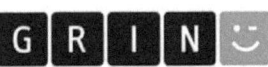